DU

PSEUDO-RHUMATISME TYPHIQUE

PAR

Paul BUOT

DOCTEUR EN MÉDECINE DE LA FACULTÉ DE PARIS

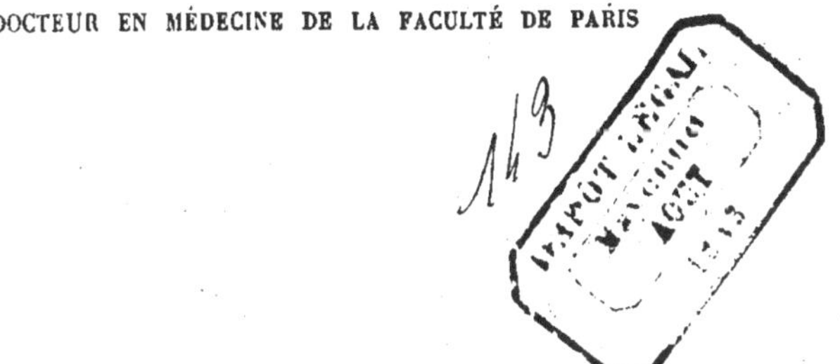

PARIS

ALPHONSE DERENNE

52, Boulevard Saint-Michel

1883

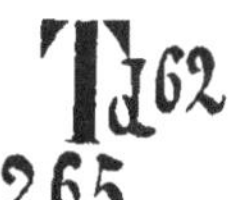

DU

PSEUDO-RHUMATISME TYPHIQUE

PAR

Paul BUOT

DOCTEUR EN MÉDECINE DE LA FACULTÉ DE PARIS

PARIS

ALPHONSE DERENNE

52, Boulevard Saint-Michel

1883

A MON GRAND-PÈRE

A MA GRAND'MÈRE

A MON PÈRE ET A MA MÈRE

Hommage de ma profonde reconnaissance.

A MES AMIS

A MES MAITRES DE L'ÉCOLE DE TOURS

MM. LES PROFESSEURS HERPIN, CHARCELAY, DUCLOS, DANNER, LOUIS THOMAS, COURBON, BODIN

A M. LE DOCTEUR A. ROBIN

Professeur-agrégé à la Faculté de médecine de Paris
Médecin des hôpitaux

A MON PRÉSIDENT DE THÈSE

M. LE PROFESSEUR HARDY

DU

PSEUDO-RHUMATISME TYPHIQUE

INTRODUCTION

Il n'est pas rare de voir survenir dans le cours ou à la suite de la fièvre typhoïde des douleurs musculaires et articulaires, sans modifications appréciables des tissus pendant la vie et après la mort. Bazin ayant observé un certain nombre de ces manifestations dans la fièvre typhoïde, les décrivit dans sa thèse inaugurale en les rattachant à une forme spéciale de la dothiénentérie qu'il appela la forme arthritique. Plus tard, Littré admit la forme arthritique, et Forget l'étudia sous le nom de forme rhumatismale.

Depuis on a publié plusieurs observations de localisations articulaires au cours de la fièvre typhoïde, mais ne consistant plus seulement en douleurs plus ou moins vives ; ce sont de véritables arthrites, comme celles qui ont été décrites dans les autres maladies infectieuses, blennorrhagie, rougeole, variole, scarlatine, dysentérie, typhus exanthématique, etc. Mais quelle est la nature de ces arthrites, leur étiologie, leur marche, leur traitement, quel est leur rapport avec la forme arthritique de Bazin, constituent-elles elles-mêmes une forme spéciale de la dothiénentérie, autant

Buot 2

de questions restées sans solution. Car tandis que les manifestations articulaires des autres maladies infectieuses ont été dans ces derniers temps étudiées avec soin, celles de la fièvre typhoïde, probablement en raison de leur beaucoup moindre fréquence, n'ont donné lieu qu'à un très petit nombre de travaux ; et c'est la raison pour laquelle il nous a paru intéressant de rassembler les matériaux épars de cette question et de discuter les interprétations qu'elle soulève.

Avant d'entrer en matière nous nous faisons un devoir et un plaisir de remercier M. A. Robin, d'avoir bien voulu nous communiquer ses observations et nous faire part de ses idées sur ce sujet ; ses conseils nous ont facilité une tâche déjà bien lourde pour nos seules forces ; nous lui en exprimons ici toute notre gratitude.

Que M. le professeur Hardy veuille bien également agréer tous nos remerciements, pour l'honneur qu'il nous a fait en acceptant la présidence de notre thèse.

DÉFINITION ET DIVISION DU SUJET

Qu'entendons-nous par les mots « pseudo-rhumatisme typhique » que nous avons adoptés à la suite de M. A. Robin, et placés en tête de notre travail ? Précisions avec soin quel sens on doit attacher à ce titre.

Le terme rhumatisme a été longtemps une appellation vague dont on a beaucoup abusé et qu'on a souvent fait varier ; après l'avoir appliqué, d'abord au catarrhe des muqueuses (ῥέω) (rhume), puis aux douleurs externes, on substitua la donnée étiologique aux données cliniques, et on qualifia de rhumatismales toutes les maladies à frigore tant internes qu'externes. Puis un certain nombre de maladies ayant été vues succéder et paraissant se rattacher aux rhumatismes articulaires, le tout fut englobé sous le nom de diathèse rhumatismale.

On a essayé ensuite de prouver la nature rhumatismale des maladies par l'action thérapeutique du salicylate de soude, d'après le principe : « *Naturam morborum curationes ostendunt* » toute affection réfractaire à ce médicament ne devait pas être considérée comme une affection rhumatismale.

De là une certaine confusion. Aujourd'hui on convient généralement de restreindre davantage et de mieux limiter les maladies rhumatismales, et de conserver le terme rhumatisme pour « le groupe morbide en tête duquel se place la polyarthrite aiguë fébrile primitive... et les maladies qui s'observent avec une fréquence toute particulière et dans la famille, et dans les antécédents personnels de ceux chez lesquels survient cette polyarthrite aiguë fébrile primitive » (Bouchard) ainsi que pour quelques formes du rhumatisme chronique.

Les affections articulaires que nous étudions ici, ne rentrent pas dans ce cadre, et si nous disons pseudo-rhumatisme, c'est d'une part pour avancer, ce que nous essayons d'établir, dans la suite, que ce ne sont pas là des affections rhumatismales vraies, et d'autre part pour les rapprocher des complications articulaires des autres maladies infectieuses qui ont été étudiées sous le nom de rhumatismes secondaires, ou pseudo-rhumatismes infectieux.

Nous commencerons par faire l'historique de la question aussi complet qu'il nous sera possible, ce travail devant être surtout une œuvre de condensation et de rapprochement des diverses théories émises ; nous étudierons ensuite les quelques observations que nous avons pu rassembler ; puis, après nous être efforcé d'établir la nature de l'affection et d'en faire le diagnostic, nous dirons quelques mots de son pronostic et de son traitement.

Enfin, nous dirons quelles sont les conclusions que nous aurons cru pouvoir tirer de notre étude.

HISTORIQUE

Il semble que jusqu'au siècle actuel aucun médecin n'ait remarqué les manifestations articulaires de la fièvre typhoïde; nulle part il n'en est fait mention. Le premier auteur qui s'en soit occupé est Bazin ; dans sa thèse publiée en 1834 (1), à propos des complications pulmonaires de la fièvre typhoïde, il décrit, coïncidant ordinairement avec celles-ci : des manifestations articulaires souvent localisées aux genoux, très douloureuses, mais sans lésions appréciables, et n'aboutissant pas à la suppuration. Ces accidents articulaires constituent pour lui une forme spéciale de la maladie qu'il appelle la forme arthritique.

Après lui, la question retombe dans l'oubli ; en 1853, Barth publie une observation intéressante : dans ce cas, il ne s'agit plus de simples douleurs articulaires, mais bien d'une arthrite suppurée du coude. Barth rapporte le fait comme étant exceptionnel et intéressant. Mais il ne l'interprète pas, et il ne recherche pas quels sont les rapports de l'affection articulaire avec la maladie première.

Plus tard, les auteurs reviennent à la forme arthritique de Bazin ; Littré admet cette forme dans son article sur la dothiénentérie ; Forget (2) cite deux cas de forme rhumatismale ayant donné lieu à des erreurs de diagnostic.

1. Recherches sur les lésions du poumon considérées dans des affections morbides dites essentielles. Bazin, thèse de doctorat, 1834.

2. Forget. *Traité de l'entérite folliculeuse.*

En 1861 Capelle (1) publie des considérations sur les luxations de la tête de fémur dans le cours de la fièvre typhoïde, et il en rapporte trois observations. Mais il ne pense pas que ces luxations soient la conséquence d'une arthrite, bien que des abcès périarticulaires survenus dans un de ces cas eussent pu le mettre sur la voie de ce diagnostic.

Jusque-là la question des complications articulaires de la fièvre typhoïde reste très obscure : parmi les auteurs, les uns admettent, les autres rejettent la forme arthritique ; les localisations articulaires sont mises ou bien sur le compte du rhumatisme, ou bien, si elles suppurent, sur le compte de l'infection purulente. Parlant des arthrites de quelques maladies infectieuses, Follin et Duplay (2) disent : « On voit quelquefois se développer dans le cours ou à la suite des fièvres éruptives, du typhus, plus rarement de la dysentérie et de la diphthérie, certaines arthrites aiguës qui se montrent sous deux formes principales : les unes, véritables arthrites pyohémiques, indiquent la tendance générale de l'économie à la suppuration ; les autres non-purulentes, à marche tantôt aiguë et tantôt subaiguë, se rapprochent des arthrites spontanées ou rhumatismales, et semblent développées sous l'influence de l'affaiblissement général de la constitution produit par la maladie et ayant amené une susceptibilité plus grande à l'influence des causes extérieures et en particulier du froid. »

Il n'est pas fait mention des arthrites typhiques : nul doute qu'elles ne recevraient à cette époque la même interprétation.

1. Capelle. *Journal de médecine et chirurgie*. Bruxelles, 1861.
2. Follin et Duplay. *Traité de pathologie externe*.

Cependant en 1878 Bonnet réunit trois cas d'arthrites dans le cours de la fièvre typhoïde et en fait l'objet de sa thèse inaugurale. Il étudie ces arthrites au point de vue symptomatique, distingue les formes aiguës et subaiguës, avec ou sans épanchement, établit leur gravité en raison de l'état adynamique des malades, mais recherche peu leur pathogénie et leurs rapports avec la forme arthritique précédemment étudiée.

C'est seulement dans ces dernières années que la lumière commence à se faire sur ces différents points. En 1877 William Keen (1) publie quarante-trois cas d'arthrites à la suite de la fièvre typhoïde, mais son mémoire ne trouve pas d'écho en France. En 1881 M. A. Robin publie deux cas, l'un observé par lui-même, l'autre qui lui est communiqué par M. Balzer. M. Robin recherche quelle est la nature de ces arthrites. Sont ce des arthrites rhumatismales ou pyohémiques ; aucune de ces interprétations ne le satisfait : il pense qu'il s'agit plutôt de rhumatismes secondaires survenus sous l'influence de la fièvre typhoïde, comme il arrive à la suite des autres maladies infectieuses.

Cette interprétation admise pour la première fois par M. A. Robin a été reprise récemment par M. Paul Bourcy, qui, étudiant dans sa thèse les arthrites des maladies infectieuses, étudie à côté des arthrites consécutives à la blennorrhagie, à la variole, à la scarlatine, etc, les arthrites consécutives à la fièvre typhoïde, à côté des autres pseudo-rhumatismes infectieux, le pseudo-rhumatisme typhique.

1. William Keen. On the surgical complications and sequels of the continued fevers. Washington Smithsoniam institution (avril 1877).

SYMPTOMES ET DESCRIPTION

Voyons d'abord quels sont les symptômes de la fièvre typhoïde, d'après Bazin. Une première période débute par des troubles digestifs et de la diarrhée ; l'appareil respiratoire reste intact ; puis surviennent des douleurs dans les membres, douleurs continues, sans rémission, mais s'exagérant par la pression et le moindre mouvement, tantôt s'irradiant dans un membre entier, tantôt localisées sur les articulations iléo-fémorales, ou fémoro-tibiales qu'elles occcupent de préférence. Les articulations malades ne présentent ni tuméfaction, ni rougeur. Dans une seconde période, les symptômes articulaires restant les mêmes, on voit la diarrhée devenir plus abondante, la respiration s'embarrasser, le ventre est météorisé, le pouls petit et fréquent. Si la maladie marche vers la guérison, on voit, peu à peu, cesser la diarrhée et les douleurs des membres disparaître ; sinon le malade tombe dans une adynamie profonde, les symptômes pulmonaires s'aggravent, la diarrhée devient profuse, et le malade succombe dans le marasme. A l'autopsie on constate les lésions intestinales et pulmonaires, mais l'examen des articulations ne permet de constater aucune altération.

Tel est le tableau de la forme arthritique telle qu'elle évolue d'ordinaire ; on voit qu'en résumé il ne s'agit que de douleurs survenant dans le cours de la fièvre typhoïde, douleurs ne produisant aucune modification, ni dans la forme des articulations, ni dans la coloration de la peau, et ne laissant aucune trace après la mort. La marche de la maladie ne paraît que fort peu modifiée par cette complication ; elle se confond ordinairement avec la fièvre à forme thoracique ; si le malade succombe, il est ordinairement emporté par une complication pulmonaire.

Il arrive quelquefois, cependant, que les manifestations articulaires semblent dominer la scène au point de masquer les autres symptômes de la maladie et de faire errer le diagnostic ; c'est ce qui est arrivé à Forget dans les deux cas que nous résumons ici :

Dans le premier cas, il s'agit d'une jeune fille de 18 ans, d'une forte constitution, qui est prise de douleurs dans un genou s'irradiant dans tout le membre, puis de douleurs généralisées à tout le corps avec un léger appareil fébrile ; on pense à un rhumatisme, quelques jours après il survient du délire nocturne, la langue est rouge et sèche, diarrhée et gargouillement ; on diagnostique la fièvre typhoïde. La malade est traitée par les saignées générales et locales, la stupeur et l'adynamie augmentent, il survient de la toux et de la dyspnée ; la malade tombe dans le coma et meurt. A l'autopsie, follicules et plaques de Peyer tuméfiés et ulcérés, rate ramollie, les autres organes sains.

Dans le second cas, c'est une femme de 32 ans, qui accuse des douleurs très vives le long du rachis et dans plusieurs articulations ; les mouvements sont très douloureux, la peau est chaude, le pouls est à 100, on diagnostique une affection cérébro spinale. Les jours suivants, les douleurs deviennent plus vives, surtout aux jambes, et le long du rachis, puis il survient des vomissements, des selles involontaires, le pouls varie de 100 à 120 ; enfin du délire, du ralentissement du pouls, des sueurs froides, et la mort au neuvième jour. A l'autopsie, on trouve de nombreuses granulations dans le cœcum, et des plaques de Peyer ulcérées.

On voit que dans ces deux exemples les douleurs musculaires et articulaires survenues dès le début de la maladie ont pu faire méconnaître la fièvre typhoïde, et faire croire à d'autres affections ; le diagnostic réformé chez le premier malade au bout de quelques jours n'a pu être établi que *post mortem* chez le second. Ce sont des faits de ce genre, dans lesquels les douleurs sont le symptôme dominant dès le début, qui paraîtraient autoriser à admettre une forme spéciale de la dothiénentérie.

Mais passons aux observations qui ont trait à la forme qui doit principalement nous occuper, à l'étude des véritables arthrites typhiques. La première observation est due à Barth (1), nous la rapportons en résumé :

Observation I (Barth).

Un jeune homme de 19 ans, serrurier, habitant Paris depuis deux ans, entre à l'hôpital Beaujon le 19 février 1853. Il est malade depuis huit jours et présente des frissons, de la courbature, de la céphalalgie, de la soif, de l'anorexie, de la toux et l'aspect typhoïde. Le pouls est à 112, la peau chaude, la langue blanche à la base, rouge sur les bords ; une tache rosée se remarque sur l'abdomen, des râles sonores et muqueux sont disséminés dans toute la poitrine. Les jours suivants, les caractères de la fièvre typhoïde deviennent de plus en plus tran-

1. *Bulletin de la Société anatomique* 1853.

chés. Le 27, le pouls est à 148, la face décolorée, la langue sèche, des selles sanglantes, copieuses, se manifestent.

Les jours suivants, un peu d'amélioration ; le pouls descend à 116.

Le 3 mars.—Il survient un frisson violent et prolongé le pouls arrive à 145, toute la muqueuse buccale est couverte d'une exsudation pultacée ; le coude gauche est douloureux.

Le 6 mars —Le coude est tuméfié et évidemment fluctuant ; les traits sont altérés, la respiration est fréquente, le pouls presque insensible.

Le malade meurt le 7 mars, vingt-troisième jours de sa fièvre typhoïde.

A l'autopsie le coude contient 25 à 30 grammes d'un pus crémeux ; la synoviale est légèrement injectée ; ulcérations assez nombreuses dans l'intestin grêle, noyaux d'epanchements sanguins dans la rate ; trois petites collections purulentes dans le foie, ecchymoses sous-pleurales et péricardiques.

La présence d'abcès dans le foie est d'une explication difficile ; Barth pense que ce sont des épanchements sanguins suppurés. Passons de suite à une observation beaucoup plus concluante empruntée à Bouillaud (*traité du rhumatisme*).

Observation II (Bouillaud).

Fièvre avec phénomènes typhoïdes très prononcés pendant le cours de laquelle il survient des douleurs avec gonflement de l'articulation tibio-tarsienne gauche et au bras droit, depuis l'épaule jusqu'au coude, en même temps que des pustules avec phlyctènes sur diverses régions de corps. Pus jaune, homogène, dans l'articulation tibio-tarsienne et le tissu cellulaire intermusculaire du bras, de la jambe gauche, pus jaunâtre et un peu gélatiniforme de l'articulation scapulo-humérale droite et dans la coulisse syno-

viale du tendon du biceps brachial. Phlébite de la veine axillaire et des veines situées au devant de l'articulation.

Mongeot, 38 ans, d'une constitution de force moyenne, un peu maigre, se disait malade depuis six jours, lorsqu'il fut admis à la clinique le 1er juin 1837.

Le premier jour de sa maladie, il fut pris d'éblouissement, de fièvre, sans aucune douleur locale. Il eut des sueurs la nuit suivante; le lendemain il voulut travailler, mais la céphalalgie et les tournoiements de tête qu'il éprouva l'obligèrent à se recoucher.

A partir du troisième jour, aux symptômes précédents se joignit une vive douleur au pied gauche et au bras droit.

Il ignore la cause de sa maladie (un peu alcoolique, ayant autrefois présenté des troubles intellectuels).

Le jour de l'entrée (1er juin) le malade est venu à pied à l'hôpital, mais difficilement et soutenu par deux camarades; il s'était arrêté deux fois en route, par suite d'étourdissements avec éblouissements et tintements d'oreilles.

Céphalalgie générale, point d'épistaxis, teinte jaune de l'ovale inférieur du visage; langue saburrale, humide; soif, anorexie, ventre indolent, pas de gargouillement dans le flanc droit, pas de selles depuis six jours, toux rare, point de crachats, respiration accélérée (32 à 36).

Rien d'anormal aux plèvres, aux poumons, au cœur.

Chaleur assez vive et sécheresse de la peau, douleur et gonflement de l'articulation tibio-tarsienne gauche, et au bras droit depuis l'épaule jusqu'au coude.

Le 2. — Point d'amélioration, sueurs abondantes, lèvres et dents sèches, langue également sèche en avant, saburrale à sa partie moyenne rosée à sa circonférence; haleine fétide, ventre affaissé et indolent, pas de selles depuis sept jours, huit taches rosées sur le ventre et la poitrine; pouls à 84. Un peu de râle muqueux fin en arrière et à droite et dans le tiers inférieur de la même région à gauche; toux rare, sans expectoration, persistance de l'état de faiblesse avec stupeur assez marquée.

Le 3. — Sueur abondante, insomnie, céphalalgie un peu moindre, ventre toujours indolent, aplati : point de selles, langue saburrale, haleine moins fétide. Pouls à 80 le matin, à 100 le soir ; persistance de la douleur du pied gauche et du bras droit.

Le 4. — Insomnie par suite de la douleur au pied gauche ; la veille au soir frisson intense, suivi de sueurs. Pouls à 75-80.

Urine non albumineuse.

Langue toujours saburrale. Persistance de la constipation

Un peu de gargouillement dans le flanc droit.

Le 5. — Persistance de la douleur et du gonflement à la région externe de l'articulation tibio-tarsienne gauche, articulation dont la circonférence l'emporte de 6 à 7 lignes sur celle de l'articulation opposée ; chaleur douce et modérée de la peau. Pouls à 84.

Urine non albumineuse.

Langue toujours saburrale, gargouillement iléocœcal, une selle.

Le 7. — Pied gauche moins douloureux et moins gonflé, mais augmentation de la douleur du bras droit depuis le coude jusqu'à l'épaule, visage de plus en plus abattu. Pouls à 84.

Le 8. — Abattement très prononcé, insomnie, langue sèche, grillée. Pouls à 100. Le gonflement de l'articulation du cou-de-pied a pris un caractère œdémateux. Ventre affaissé, sans gargouillement, sans éruption d'aucune espèce de taches ou papules, une selle. Petite pustule au dessus du sourcil gauche.

Le 9. — Visage atterré, narines sèches, langue grillée, gargouillement iléo-cœcal, papule sur l'hypochondre droit, frissons suivis de chaleur et sueur, sudamina. Pouls à 100.

Persistance de l'empâtement du pied gauche, avec fluctuation dans la malléole externe.

Le 10. — L'abattement, la prostration et les autres symptômes de l'état typhoïde se prononcent de plus en plus ; douleurs et gargouillement dans la fosse iliaque ; le malade perd ses urines et ses matières fécales.

Langue grillée, nouveau sudamina, tremblottement des doigts et soubresauts des tendons.

Le 11. — Stupeur de plus en plus marquée, réponses brusques, yeux chassieux, bouche entr'ouverte, peau chaude et moite. Nouveaux sudamina.

Le 12. — Nouvelle pustule sous la joue gauche surmontée d'une phlyctène et entourée d'un cercle rouge; pustules semblables sur le tronc et sur les membres supérieurs et inférieurs, gonflement œdémateux du coude et de l'avant-bras droit. État œdémateux, pupilles inégales, pouls petit à 120, langue croûteuse, râle trachéal.

Mort à 8 heures du soir.

Autopsie treize heures après la mort.

1° Organes extérieurs. Les petites tumeurs de la peau du visage, du tronc et des membres, comprennent toute l'épaisseur du derme, et ne contiennent pas de pus.

Pus jaunâtre et un peu gélatiniforme dans les coulisses du tendon du biceps brachial droit, ainsi que dans l'articulation huméra'e correspondante; les petites veines placées au-devant de cette articulation, ainsi que la veine axillaire, ont leurs parois épaissies, comme artérialisées, et contiennent des caillots fibrineux assez denses.

Foyer d'un pus jaune et homogène dans l'espace cellu'aire qui sépare en bas le tibia du péroné gauche, ainsi que dans l'articulation tibio-tarsienne correspondante. Les veines saines.

2° Organes respiratoires et circulatoires : poumon gauche adhérent en arrière par des fausses membranes molles et albumineuses, généralement engoué, mais surtout à sa partie postérieure où il présente une teinte livide, violacée, à peu près comme dans certains cas d'infection putride du sang. Poumon droit généralement adhérent et d'ailleurs dans le même état que le gauche.

Dans un point du méat inférieur de la fosse nasale droite la membrane muqueuse est un peu violacée et comme fongueuse; mais elle ne présente point d'ulcérations et paraît plutôt sèche qu'humide ou couverte de mucosités.

Caillots fibrineux dans les cavités du cœur, dont toutes les valvules sont rouges; aorte saine, sans coloration anormale.

3° Organes digestifs et annexes : membrane muqueuse de l'estomac d'un rouge vif et ramollie dans la région du grand cul-de-sac; emphysème sous-muqueux dans le commencement du jéjunum; on ne trouve aucune altération notable dans les plaques de Peyer, qui furent examinées avec le plus grand soin.

Larges plaques rouges, avec ramollissement de la membrane muqueuse, disséminées dans le gros intestin, le côlon ascendant; foie volumineux, d'une médiocre consistance, d'une couleur un peu fauve. Vessie saine.

4° Centres nerveux : congestion sanguine des enveloppes du cerveau dont la substance est généralement un peu molle.

Et Bouillaud ajoute : « L'idée d'une véritable affection rhumatismale ne nous vint pas à l'esprit. Je pensai seulement que, comme je l'avais observé tant de fois dans les cas de fièvre typhoïde indépendante d'une phlegmasie ulcérative aiguë de l'appareil folliculaire de l'intestin grêle, il s'établissait quelques foyers de suppuration coïncidant avec une phlébite, le tout provenant d'une influence septique, maligne, comme disaient les anciens, et non de la cause que nous assignons au vrai rhumatisme. »

On voit par ces mots que Bouillaud distinguait nettement ces accidents articulaires des arthrites rhumatismales, et entrevoyait déjà leur origine infectieuse.

Bonnet, dans sa thèse de doctorat, rapporte trois observations d'arthrites typhoïdes; la troisième nous paraît surtout instructive.

Observation III (Bonnet).

Le nommé L., âgé de 21 ans, infirmier, est entré à l'hôpital de la Pitié le 22 septembre 1878, salle Saint-Athanase n° 4.

Durant sa jeunesse il n'a jamais été malade, mais il a eu la gourme; pas de maux d'yeux, jamais de rhumatismes. Dans sa famille on ne trouve aucun antécédent diathésique. Il est venu à Paris en 1876 et deux mois après son arrivée, un mal au coude gauche dont il souffrait déjà depuis près d'un an l'obligeait à entrer à l'hôpital Saint-Antoine. Il avait une tumeur blanche. Deux mois après on lui fit la résection du coude et la guérison eut lieu avec une ankylose complète. Ne pouvant plus dans ces conditions reprendre son métier de boulanger, il resta dans les hôpitaux comme infirmier. Au mois de septembre 1878, pris d'un malaise général, il entrait dans le service de M. Gallard.

Le malade était déjà entré en convalescence, lorsque le 7 octobre, c'est-à-dire le vingt-cinquième jour après le début de la fièvre, il éprouva une vive douleur au niveau du coude droit, et un peu de gêne dans les mouvements. Le 8 les douleurs persistant, on fit faire des lotions laudanisées. La réaction fébrile vint bientôt s'ajouter aux douleurs, et le 9, le thermomètre marquait le matin 37°,6 et le soir 38°,6.

Le 10. — On remarque un gonflement assez notable de l'articulation; on constate surtout sur les côtés de l'olécrâne des bosselures au lieu des dépressions qui y existent normalement. Il n'y a pas de changement de coloration à la peau. La langue est généralement couverte d'un enduit saburral; l'appétit est faible. Durant toute la nuit il a eu de l'agitation. Disons tout de suite que pendant tout le temps de la maladie, le cœur et les organes respiratoires n'ont jamais rien présenté d'anormal à l'auscultation T. m. 38°,2. T. s. 39°.

On continue pendant quelques jours les cataplasmes laudanisés et les lotions émollientes. Pendant ce temps la température du matin oscille entre 37°,6, et 38°,4 et celle du soir entre 38,°8 et 39°,4. Le gonflement augmente toujours. Le malade tient son avant-bras dans une légère pronation et fléchi sur le bras d'un angle de 90° environ. Il nous dit que c'est la position qui lui occasionne le moins de souffrances; à la plus légère pression ou sous l'influence du plus petit mouvement, la douleur devient excessive; l'appétit n'est pas bien grand,

Le 18. — Devant la persistance de cet état, M. Gallard demande l'avis de M. Verneuil, qui fait placer le membre dans une gouttière, de façon à l'immobiliser le plus complètement possible, et appliquer un vésicatoire. Dans la gouttière, l'avant-bras est dans une demi-pronation et fléchi à angle droit sur le bras. T. m. 38°,2. T. s. 37°,4.

Le 19 au matin. — T. 38°. Le malade nous dit avoir passé une assez bonne nuit et éprouver un soulagement sensible. T. s. 38°,8.

Le 20. — L'amélioration s'accentue. T. m. 37°,6. T. s. 38°,5. Les jours suivants, L... reprend l'appétit et n'a bientôt plus qu'une légère élévation de température dans la soirée ; le matin, moins de réaction fébrile, les symptômes locaux se sont enfin manifestement amendés, la douleur est beaucoup moins vive et le gonflement sensiblement diminué.

Lorsque le 28, soit par l'effet de la marche naturelle de la maladie, soit plutôt parce que le malade, trop confiant dans sa complète guérison, avait un peu surmené son bras, une douleur aiguë, lancinante, réapparaît, promptement suivie d'une tuméfaction générale du coude. Aussi le 29, le thermomètre monte dans la soirée à 39°,2. La langue n'est pas trop chargée. On continue les cataplasmes laudanisés.

Le 30. — T. m. 37°,5. Nuit bonne. Le gonflement s'est propagé au-dessus et au dessous de l'articulation du coude ; la peau est légèrement modifiée dans sa coloration par une teinte rosée. Soir, t. 39°.

Le 31. — T. m. 37°,2. Le soir, le malade éprouve des élancements un peu au-dessus du pli du coude.

Le 2 novembre. — T. m. 37°,2. T. s. 39°,9. Le gonflement a envahi la moitié inférieure et antérieure du bras avec teinte rosée de la peau ; du côté de l'avant-bras, la tuméfaction ne progresse pas.

Le 3. — T. m. 37°,6. T. s. 39,4. Élancements à la partie inférieure du bras ; les ganglions de l'aisselle sont légèrement engorgés.

Le 4. — T. m. 37°,6. La coloration de la peau au niveau du pli du coude est devenue tendue, luisante, d'un rouge foncé. T. s. 39°,4. On sent un empâtement de toute la région.

Le 5. — T. m. 37°,4. T. s. 39°,2. M. Verneuil fait une incision au-dessus du pli du coude ; il s'en écoule un pus bien lié et assez abondant. On place dans l'ouverture un tube de caoutchouc et on continue les cataplasmes. Le soir, L... accuse un soulagement assez notable, moins de douleur et de tension. T. 38°,6.

Le 7. — T. m., 38°,6. T. s. 39, 2. Nouvelle poussée inflammatoire. Le lendemain la température est sensiblement la même. Le 9, on constate qu'un abcès s'est formé à peu près sans douleur à la partie inférieure et interne à la cuisse gauche, au niveau de l'anneau du troisième adducteur. On l'ouvre et il s'écoule environ deux cuillerées de pus crémeux. De l'ouverture faite au bras droit, il s'écoule toujours un peu de pus.

A dater du 11 novembre la température baisse graduellement, la rougeur disparaît peu à peu, mais le gonflement est plus lent à s'effacer. Ainsi tandis que le 16, il n'y avait plus de fièvre, presque plus de rougeur, la tuméfaction du coude et l'empâtement de la partie inférieure du bras étaient encore très manifestes; les mouvements et la pression étaient toujours un peu douloureux.

Durant cette période de résolution, il était survenu un abcès à la face postérieure et supérieure du bras droit et un autre à la marge de l'anus; on les a ouverts dès leur apparition, leur cicatrisation s'est faite, mais un peu tardivement.

Voici enfin quel était l'état du malade, le 25 novembre, jour où nous avons cessé de prendre l'observation. L'ouverture faite par l'incison au niveau du coude ne suppure plus depuis quatre jours et marche vers la cicatrisation. La tuméfaction a totalement disparu, mais il reste un léger empâtement de la région. Les mouvements de l'avant-bras ne sont plus douloureux, mais sont limités. Dans la plus grande extension, l'avant-bras fait à peine avec le bras un angle de 90° environ. La flexion peut se faire complètement.

Dès les premières manifestations d'un mieux sensible, le malade avait recouvré promptement l'appétit, aussi son état général s'est-il à bref délai beaucoup amélioré.

Ce qu'il faut remarquer dans cette observation, c'est la bénignité générale des symptômes, contrairement à ce qui arrive d'ordinaire ; le malade a d'abord une fièvre typhoïde légère, qui évolue rapidement sans complications d'aucune sorte ; il entre en convalescence quand il ressent des douleurs et de la gêne dans les mouvements du coude droit avec une légère réaction fébrile ; les jours suivants, l'articulation est un peu gonflée, mais sous l'influence de l'application d'un vésicatoire et de l'immobilisation, tous les symptômes s'amendent en deux jours, et marchent vers une prompte guérison.

Ce n'est qu'à la suite d'un excès de fatigue probable que huit jours après les douleurs et le gonflement réapparaissent plus aigus, avec coloration de la peau et empâtement de la région ; une incision pratiquée au-dessus du coude donne issue à une assez grande quantité de pus de bonne nature, et aussitôt après le soulagement se fait sentir, la température baisse, et peu de temps après le malade sort complètement guéri, dans un état général excellent, et ne conservant de traces de son affection qu'une certaine raideur dans l'articulation du coude et des mouvements plus limités. Nous verrons que cette terminaison favorable n'est pas fréquente dans la fièvre typhoïde compliquée d'arthrites ; celles-ci restent rarement ainsi localisées et s'accompagnent en général d'un appareil fébrile beaucoup plus intense.

Arrivons enfin aux deux observations publiées par M. Albert Robin, qui, très complètes et très concluantes, ont servi de base principale à notre étude.

Observation IV (M. A. Robin)

Fièvre typhoïde adynamique, synovites purulentes de la gaine de l'extenseur de gros orteil gauche et du petit orteil droit ; périostite suppurée de la face externe du tibia gauche, arthrites purulentes dans la plupart des petites articulations, broncho-pneumonie, mort.

V. Edwin, âgé de 26 ans, cuisinier, entré le 5 août 1881, à l'hôpital Necker, salle Saint-Ferdinand, n° 19, service de M. Blachez, suppléé par M. Albert Robin.

Le 29 juillet dernier, V.. a été pris presque subitement de céphalalgie, d'une sensation de courbature générale, d'épistaxis répétées et de diarrhée ; il a dû prendre le lit le même jour, et depuis cette époque, les symptômes du début n'ont fait que s'aggraver. V.. a eu du délire nocturne ; la fatigue du début est devenue rapidement de la prostration. Le septième jour de sa maladie on le conduit à l'hôpital.

Le 6 août, à la visite du matin, nous commençons par nous enquérir de son passé, et nous apprenons que V. n'a jamais été alité, mais que son état de cuisinier le contraignait à vivre dans des sous-sols souvent humides ; il s'enrhumait facilement et il souffrait parfois de douleurs vagues, mais sans localisations articulaires bien précises ; d'ailleurs, ces douleurs n'ont jamais présenté d'acuité manifeste, et à aucune époque, elles n'ont été assez intenses pour l'arrêter dans son travail.

Ce n'est qu'en pressant beaucoup le malade qu'on parvient à lui arracher ces renseignements, car il est dans un état de prostration manifeste, sa face exprime la stupeur, et son ouïe paraît fort diminuée.

Malgré sa prostration il comprend pourtant bien la question qu'on lui adresse et y répond assez correctement quand on a le soin de parler haut et de répéter plusieurs fois la demande.

Langue étroite, amincie, effilée, sèche, très rouge sur les bords, avec des stries blanc grisâtre sur la partie centrale, ventre ballonné, sensible à la pression ; gargouillement dans la fosse iliaque gauche, diarrhée très abondante, parfois involontaire et d'une horrible fétidité.

La rate ne paraît pas manifestement augmentée de volume; elle n'est pas douloureuse à la pression.

Pas de taches rosées lenticulaires.

Pouls plein, fort, vibrant, très fréquent; rien à l'auscultation du cœur.

Le malade tousse un peu, mais sans expectorer; à l'auscultation on entend aux deux bases des poumons, en arrière, des râles sous-crépitants fins et quelques râles de bronchite.

Insomnie, agitation nocturne, rêvasseries, bourdonnements d'oreilles. Urines d'aspect hémaphéique foncé, rares, renfermant un excès d'acide urique, un peu d'albumine, et une notable proportion d'indican. T. m. 39°.

Diagnostic : Fièvre typhoïde adynamique, arrivée à la fin du premier septenaire.

Traitement. — Lotions vinaigrées froides; potion avec 4 grammes d'extrait de quinquina et 50 grammes d'alcool; trois pots de limonade vineuse; deux lavements froids par jour additionnés d'une cuillerée à bouche de liqueur de Labarraque.

7. — Mêmes symptômes. T. m. 39°. T. s. 39°,6.

8. — Pendant la nuit il a été très agité et s'est beaucoup plaint; à la visite nous le trouvons en pleine stupeur, répondant à peine aux questions et poussant des cris plaintifs chaque fois qu'on le remue. En le découvrant, on aperçoit sur la partie supérieure du gros orteil droit, un peu en arrière de l'articulation métatarso-phalangienne un gonflement rouge très douloureux et de consistance pâteuse; étant donné le siège de ce gonflement et la liberté relative des mouvements de l'articulation, nous le localisons dans la gaîne tendineuse de l'extenseur du gros orteil.

Mais le malade souffre aussi quand on remue le genou droit, et à ce niveau on trouve un gonflement qui déforme l'articulation, mais sans rougeur de la peau; l'article contient du liquide; les mouvements du genou, la pression sur la rotule sont très douloureux. T. m. 38°,8. T. s. 39°,6.

Traitement 0 gr. 50 de sulfate de quinine, supprimer les lotions froides.

9. — L'état général devient de plus en plus grave, l'adynamie est considérable ; le malade a peine à prendre du bouillon ; on éprouve une grande difficulté à lui faire avaler sa limonade vineuse.

En dehors des gargouillements signalés hier, nous en trouvons de nouveaux qui se sont développés depuis hier matin.

1° Au pied gauche, sur la face dorsale, au niveau des gaînes synoviales de l'extenseur du petit orteil, rougeur vive, sans gonflement, étendue en longueur, très douloureuse.

2° Au même pied, même symptôme au niveau du côté externe de l'articulation métatarso-phalangienne du gros orteil.

3° A la jambe gauche, sur la crête du tibia, tuméfaction molle, très rouge et très douloureuse, à l'union du tiers supérieur avec les deux tiers inférieurs de l'os.

T. m. 39°,8. T. s. 40°.

10. — Même état général, diarrhée de plus en plus abondante, ballonnement considérable du ventre ; pas de taches rosées.

Depuis hier de nouveaux points douloureux se sont développés :

1° Le doigt médius de la main droite est maintenu dans la demi-flexion par un empâtement rouge et douloureux, occupant la plus grande partie de la face palmaire de ce doigt, et s'étendant dans la paume de la main sur la gaîne synoviale du tendon fléchisseur.

2° Gonflement, rougeur et douleur vive au niveau de la bourse olécrânienne, mais l'articulation n'est pas atteinte, et ses mouvements ne sont pas douloureux.

3° Tuméfaction et douleur vive, impossibilité des mouvements dans toute l'articulation du coude du côté gauche. T. m. 39°, 4. T. s. 40°, 2.

11. — La diarrhée paraît moins abondante, mais le malade exhale une odeur très fétide ; sa peau est sèche et rugueuse ; l'intelligence est très obscurcie ; l'adynamie tend à augmenter. Pouls très dicrote, rien dans la poitrine, ni dans le cœur.

Urines foncées, mais sans hémaphéisme ; traces d'albumine ; indican notable.

T. m. 39°, 6. T. s. 39°.

Prescription. Supprimer le sulfate de quinine ; remplacer par 4 grammes de salicylate de soude.

12. — L'état général ne se modifie pas, mais la diarrhée a cessé ; ce matin il y a eu des matières moulées, mais involontairement rendues.

Le gonflement de l'orteil droit devient de plus en plus superficiel ; la fluctuation y est manifeste.

Le genou et le poignet gauches, intacts jusqu'ici, sont gonflés, rouges et douloureux depuis hier au soir.

T. m. 39°,8. T. s. 39°,6.

13. — L'abattement et la stupeur sont moins marqués ; le malade semble revenir à un état conscient, mais le ventre s'est notablement ballonné, la diarrhée a reparu.

Même état des parties douloureuses ; mais le genou droit paraît moins sensible à la pression.

T. m. 38°,8. T. s. 39°.

14. — Même état. Le gonflement de la bourse olécrânienne s'est ulcéré spontanément et a donné issue à une grande quantité de pus séreux, jaune sale, mal lié ; le malade s'est senti soulagé après cette évacuation.

T. m. 38°. T. s. 38°,6.

15. — Un peu d'amélioration. On cherche encore une fois, mais en vain, l'éruption caractéristique de la fièvre typhoïde. On soulève l'hypothèse d'une endocardite ulcéreuse, mais l'absence de tout phénomène cardiaque et de signes d'embolie vers d'autres organes font repousser ce diagnostic. On songe aussi à l'infection purulente, mais le mode de début de la maladie, l'absence de porte d'entrée éloignent de cette hypothèse.

La tuméfaction de la jambe gauche et celle du genou droit paraissent s'améliorer. T. m. 38°. T. s. 39°,2.

16. — Cette nuit la diarrhée a repris avec une grande intensité ; le

ventre est très ballonné et un peu douloureux. Le matin le malade a vomi des matières glaireuses mélangées de jaune ; en outre, nous constatons une oppression très marquée. A l'auscultation des poumons, on trouve :

A la base gauche quelques bouffées de râles sous-crépitants fins.

Vers la pointe de l'omoplate droite, un souffle tubaire très intense, mélangé de fines sous-crépitations et perceptible sur une étendue ayant la dimension de la paume de la main.

Urines claires, hémaphéiques, sans albumine, mais chargées d'acide urique.

L'articulation métatarso-phalangienne de petit orteil gauche est moins empâtée, mais la fluctuation y est très évidente, tandis que le gonflement des gaînes synoviales paraît avoir diminué. En faisant mouvoir cette articulation, on perçoit des craquements.

Le genou droit, très douloureux, contient beaucoup de liquide; le genou gauche est moins sensible.

Fluctuation manifeste au niveau de l'épicondyle du coude gauche.

T. m. 38°. T. s. 38°,6.

Prescription : large vésicatoire sur la poitrine, en arrière et à droite. Suppression de salicylate de soude.

18. — Malgré l'invasion de la complication pulmonaire, le malade se refroidit ; ses mains et sa face sont glacées. L'amaigrissement a fait de grands progrès. L'état général s'est sensiblement aggravé, les réponses sont lentes et difficiles.

Pas d'expectoration, toux sèche, pénible, mais peu fréquente.

Le souffle gagne la base du poumon droit ; il paraît borné par une zône de crépitation. Rien au cœur.

Urine hémaphéique, albumine notable, excès d'acide urique, indican très marqué. T. m. 38°,4. T. s. 39°.

19. — Mêmes symptômes à l'auscultation, le malade est dans un état de faiblesse extrême, les extrémités sont toujours froides.

On incise l'abcès du gros orteil gauche, qui fait saillie sous la peau amincie, il en sort une énorme quantité de pus mal lié et séreux.

Urine assez albumineuse; indican abondant, beaucoup d'acide urique. T. m. 38°,6. T. s. 39°.

20. — Diarrhée fetide très considérable et involontaire, l'intelligence est très affaiblie, les mains tremblent, le corps est couvert de sudamina blancs.

Le souffle pulmonaire ne s'est pas modifié; même état des urines. T. m. 38°. T. s. 38°,4.

21. — Une grande quantité de pus continue à s'écouler par l'ouverture faite au petit orteil gauche. On pratique une incision au niveau de la région métatarso-phalangienne du gros orteil droit, il s'écoule une énorme proportion de pus séreux et fetide.

Diarrhée profuse. Le malade ne prend plus aucun aliment, depuis quelques jours déjà, il est fort difficile de lui faire absorber un peu de liquide.

L'urine foncée, très trouble, ne renferme plus que des traces d'albumine. T. m. 38°. T. s. 39°.

22. — Râles sous-crépitants dans toute la hauteur du poumon gauche : le souffle occupe les deux tiers inférieurs du poumon droit. Refroidissement général, intelligence complètement obscurcie, carphologie, langue noire et sèche comme du bois, ventre très ballonné. T. m. 38°,2. T. s. 38°,6.

23. — Algidité et cyanose généralisées ; pouls filiforme, insensible. Mort à 10 heures du matin.

Autopsie pratiquée le 24 à 11 heures du matin. On commence par ouvrir successsivement toutes les articulations et la plupart des gaînes synoviales tendineuses afin d'y rechercher la présence de pus et voici les points dans lesquels on le constate :

1° Articulations métatarso-phalangiennes et phalangiennes du gros orteil gauche ;

2° Gaînes tendineuses des extenseurs du gros orteil et en particulier de l'extenseur du gros orteil ;

3° Articulation métatarso-phalangienne des petits orteils gauche et droit, ainsi que des gaînes tendineuses des extenseurs ;

4° Articulation fémoro-tibiale droite et gauche ;

5° Articulation du cou-de-pied droit;

6° Articulation du poignet droit;

7° Articulation phalangienne du médius droit;

8° Bourses séreuses olécrâniennes;

9° Articulation du coude gauche;

10° Gaînes synoviales du poignet droit;

11° Articulation de l'épaule droite.

En dehors de ces points on trouve des collections purulentes dans les régions suivantes :

1° Face interne du tibia gauche : périostite suppurée;

2° Région sous-hyoïdienne, dans le tissu conjonctif péritrachéal; le pus a fusé sur les parties latérales de la trachée et du larynx, mais les articulations de celui-ci ne sont pas intéressées;

3° Vaste collection purulente, située au niveau des cartilages des dernières fausses côtes du côté gauche, mais sans participation des articulations chondro-sternales et costales.

Les surfaces articulaires ne paraissent pas profondément altérées; elles n'ont pas perdu leur poli, mais les synoviales sont rouges, injectées, et paraissent épaissies.

Le poumon droit est induré dans sa presque totalité; mais dans le sommet on trouve des noyaux de broncho-pneumonie disséminés, tandis que dans tout le reste de l'organe la broncho-pneumonie est généralisée, et offre les lésions anatomiques caractéristiques de la broncho-pneumonie à noyaux confluents. Sur aucun point du poumon on ne trouve d'abcès. La plèvre est saine.

Le poumon gauche, congestionné dans toute son étendue, renferme des noyaux de broncho-pneumonie disséminés dans son lobe inférieur.

Le cœur paraît absolument normal à l'examen macroscopique, comme fermeté, comme couleur et comme volume. Les valvules des deux cavités sont saines, mais imbibées par la matière colorante du sang.

Dans le péricarde on trouve une cuillerée de liquide citrin. Le foie très volumineux est d'un jaune brunâtre, très mou, exsangue; il est manifestement gras. Sa vésicule renferme une très grande quantité de bile épaissie.

La rate n'est que légèrement augmentée de volume, et son tissu est ferme et consistant.

Les reins paraissent normaux à l'œil nu. La pie-mère est très vascularisée, mais le cerveau ne présente rien de particulier.

L'estomac, un peu distendu, a une coloration grisâtre, mais n'offre aucune altération. A la partie inférieure de l'intestin grêle, on trouve deux larges plaques de Peyer ulcérées assez profondément, mais dont les bords paraissent déjà en voie de cicatrisation.

A quelques centimètres plus haut, troisième plaque ayant une longueur de 7 centimètres ; dans la cavité de l'intestin on trouve encore d'autres plaques à des degrés divers de réparation, et un cartain nombre de follicules clos, augmentés de volume et plus ou moins ulcérées ; d'ailleurs en dehors de ces follicules d'un gros volume, toute la partie inferieure de la muqueuse intestinale est recouverte de follicules plus petits, non ulcérés, mais donnant à cette muqueuse une apparence mamelonnée.

Dans toute la longueur du gros intestin, on rencontre des ilots de congestion intense.

En résumé, en dehors des points précédemment signalés, on ne trouve nulle part de collection purulente.

Observation V. (M. A. Robin)

Fièvre typhoïde adynamique ; arthrite purulente du genou gauche ; synovites non purulentes des gaînes tendineuses du poignet gauche ; broncho-pneumonie ; mort.

L..., âgée de 26 ans, domestique, entre à l'hôpital Lariboisière le 27 avril (salle Sainte-Joséphine, n° 6). Elle est atteinte d'une fièvre typhoïde datant d'une semaine environ et présentant le type adynamique le plus net. La maladie parut suivre cependant d'abord une marche assez régulière, puis l'adynamie s'accentua de plus en plus, et on constata l'apparition d'un écoulement purulent assez abondant de l'oreille droite. Dans les derniers temps l'hébétude, la prostration augmentent : état de somnolence continuel, signes de congestion broncho-pulmonaire très intense.

Le 17 septembre. — On constate une tuméfaction assez considérable, mais indolore, du genou gauche, fluctuation articulaire très manifeste, pas de rougeur à la peau. Il existe aussi une tuméfaction des gaînes tendineuses du poignet et du dos de la main gauche, avec rougeur cutanée sans douleurs.

Le 18.— La tuméfaction du genou augmente, l'état du poignet reste stationnaire.

La malade succombe le 16 septembre.

Autopsie. — Poumons splénisés dans toute leur hauteur à la partie postérieure ; cœur normal. Nombreuses plaques ulcérées dans l'intestin grêle, surtout au niveau de la valvule de Bauhin. Rate diffluente, foie, reins en apparence normaux.

On trouve dans le genou gauche la valeur d'un demi-verre de pus liquide, sans dépôts, sans flocons fibrineux, la synoviale est à peine congestionnée, les cartilages ont leur aspect normal. Au niveau du poignet gauche, on ne trouve qu'un œdème péri-articulaire sans suppuration. Les autres articulations n'offrent rien à considérer.

Analysons avec soin ces deux cas :

Dans le premier il s'agit d'un homme d'une bonne constitution, n'ayant jamais été malade, indemne de tout antécédent rhumatismal ; le diagnostic fièvre typhoïde est établi au premier examen, malgré l'absence de plusieurs signes, pas de taches rosées, pas d'hypertrophie de la rate, et il devait être vérifié à l'autopsie par la constatation des plaques de Peyer ulcérées.

La maladie revêt dès le début le caractère adynamique avec complications pulmonaires. Au dixième jour de la maladie, le malade présente sur un des gros orteils un gonflement rouge et douloureux ; il souffre aussi d'un genou et on y constate la présence d'une certaine quantité de liquide. L'adynamie et la stupeur font des progrès de jour en jour et d'autres gonflements se montrent aux jambes, puis aux bras. Au quinzième jour on constate une amélioration notable dans l'état général et dans l'état local des articulations et des gaines tendineuses, mais bientôt survient une broncho-pneumonie, la diarrhée et l'adynamie augmentent, la fluctuation devient manifeste dans plusieurs des points où siégeait le gonflement, et il s'en écoule du pus mal lié et fétide ; enfin la complication pulmonaire se généralise, le malade se refroidit, le ventre se ballonne, la cyanose devient générale, et il meurt au vingt-cinquième jour de la maladie. A l'autopsie on constate la présence du pus dans plusieurs articulations et gaines synoviales, et on ne trouve aucun abcès dans les viscères.

Le second cas est à peu près le même ; la malade atteinte de fièvre typhoïde à forme adynamique présente d'abord un écoulement purulent de l'oreille ; des complications pulmonaires surviennent, puis on constate des tuméfactions de plusieurs articulations et gaînes tendineuses et la malade succombe au trente-deuxième jour de sa maladie. Les accidents articulaires se sont déclarés plus tard que dans le cas précédent.

On voit que dans cette forme les arthrites ont un caractère très aigu et une marche très rapide : des douleurs en général très vives se développent successivement dans plusieurs articulations et gaine synoviales, le gonflement et la déformation en sont la conséquence ; puis la fluctuation ne tarde pas à être perçue et le pus s'écoule abondamment, soit spontanément, soit par une ouverture artificielle, et ordinairement les malades ne tardent pas à succomber dans un état adynamique profond, résultant, et de la maladie première, et de l'épuisement produit par ces suppurations multiples.

A côté de cette forme aiguë, se place la forme chronique du pseudo-rhumatisme typhique ; nous empruntons à la thèse de Bonnet un exemple de cette forme.

Observation VI.

(Verneuil. Thèse de Bonnet).

Le nommé Aug. G..., cordonnier, âgé de 15 ans, entré à l'hôpital de la Pitié dans le service de M. Verneuil, salle Saint-Louis, n° 6, le 18 juillet 1878.

A la suite d'une fièvre typhoïde de deux mois soignée en dehors de l'hôpital, a vu sa cuisse gauche se fléchir sur le bassin pendant la convalescence ; quand il a voulu se lever, il n'a pu l'allonger, et depuis la flexion n'a fait qu'augmenter.

État du malade à son entrée à l'hôpital. — A gauche la cuisse est fléchie sur le bassin, faisant avec lui un angle de 130° environ ; flexion à angle droit de la jambe sur la cuisse. Le membre inférieur tout entier est dans l'adduction avec rotation en dedans.

Le bassin est légèrement élevé de côté du membre affecté ; le membre inférieur et le bassin du côté droit sont dans une attitude normale.

Attribuant cette attitude vicieuse à une contracture musculaire, M. Verneuil opère le redressement pendant la chloroformisation ; à mesure que M. Verneuil ramène le membre dans la position rectiligne, il éprouve de petites résistances émanant de l'articulation coxo-fémorale, qui cèdent d'ailleurs sans beaucoup d'efforts, avec de petits craquements nettement perçus par l'opérateur. Le membre est placé dans un appareil inamovible; cet appareil est enlevé au bout de deux mois et demi, et l'enfant sort de l'hôpital quelques jours après, n'ayant plus qu'un peu de roideur dans son membre.

M. Verneuil pense qu'il y a eu là une arthrite dont les symptômes n'ont pas été assez aigus pour attirer l'attention du malade, mais que la phlegmasie articulaire a laissé à sa suite des adhérences dont la rupture a produit des craquements très nets pendant le redressement du membre.

Citons encore comme exemples de la forme chronique trois observations publiées par le docteur Capelle (1) de Roulers.

Observation VII (Capelle).

Le nommé R..., âgé de dix-sept ans, d'un tempérament éminemment lymphatique, devint malade le 24 du mois de novembre 1859.

Appelé le 26, je diagnostique le début d'une fièvre typhoïde, fièvre intense, céphalalgie, abattement. Le lendemain et jours suivants, épistaxis, délire, diarrhée, météorisme du ventre. Ces symptômes sont bientôt suivis d'une rapide décroissance des forces ; pouls petit et misérable, amaigrissement, faiblesse extrême, soubresauts des tendons, perte de toute intelligence. Le 20 du mois de décembre suivant, quoique le malade ne se fût plaint jusqu'ici que des incommodités résultant de l'action des sinapismes, il accuse des douleurs de la hanche et de la cuisse droite ; la mère me souffle le mot de dislocation. J'y vois en effet un raccourcissement du membre, mais je l'attribue à une mauvaise position du malade dans son lit. Bien que la mère soupçonne les manœuvres auxquelles a été soumis le sujet lorsqu'on l'a changé de lit, je ne vois en cela aucune violence capable de produire

1. Capelle. *Journal de médecine et chirurgie*. Bruxelles 1861. Quelques considérations sur la luxation du fémur survenue dans le cours de la fièvre typhoïde épidémique.

l'accident ; je me contente de prescrire quelques frictions calmantes, aucun soulagement. Le 30 du même mois de décembre, j'examine le malade, et je constate une luxation ilio-ischiatique du fémur, flexion de la cuisse sur le bassin, adduction et rotation en dedans du membre, raccourcissement d'environ deux pouces, tête fémorale dans la fosse iliaque externe. Quinze jours s'étaient écoulés depuis le début ; avant de procéder à la réduction, je demande l'avis et le concours de mon honoré collègue, M. le docteur Berten, d'Hooglede, qui, comme moi, constate une luxation ilio-ischiatique du fémur. Les tractions amènent facilement la tête du fémur jusqu'au devant de la cavité cotyloïde, mais il est impossible de la replacer dans son réceptacle ; nous maintenons toutefois le membre à sa longueur normale à l'aide de l'appareil ouaté amovo-inamovible. Les douleurs diminuent au point de disparaître presque entièrement. Deux mois après, des abcès s'ouvrent autour de l'articulation, enfin, après huit mois d'efforts et de patience, nous sommes obligés d'abandonner le malade aux ressources de la nature : *opera* et *impensa periit.*

Observation VIII (Capelle).

Le 25 du mois de septembre 1869, je fus appelé en consultation avec mon honoré confrère, M. le docteur Delabrant, de Roulers, pour une fille de 9 ans souffrant de l'articulation coxo-femorale gauche. Les parents de cette fille sont d'une excellente constitution, et elle-même avant sa maladie était douée de tous les attributs d'un bon tempérament.

Vers le début de la maladie, fièvre intense, céphalalgie, prostration, hémorrhagie nasale, délire, c'est dire suffisamment qu'il s'agissait d'une fièvre typhoïde qui bientôt présente tous les symptômes de la forme ataxo-adynamique, amaigrissement, faiblesse extrême, pouls petit, presque imperceptible, absence de toute intelligence ; l'affection coxo-femorale étant survenue subitement, quatre semaines avant notre visite, sans cause connue. Voici quel était l'état du membre : flexion de la cuisse sur le bassin, adduction et rotation en dedans du membre, raccourcissement d'environ deux pouces, tète fémorale dans la fosse iliaque externe, gonflement inflammatoire de l'articulation dure et très douloureuse au moindre mouvement ; c'était donc une luxation ilio-ischiatique. Je fais part de mon observation de décembre 1859, et nous nous contentons de prescrire l'immobilité la plus complète. Voici les motifs de notre inaction : 1° la faiblesse extrême de la malade ; 2° le gonflement inflammatoire de l'articulation ; 3° les douleurs excessives provoquées par le moindre mouvement ; 4° le temps écoulé depuis le début ; 5° le danger de l'emploi des anesthésiques ; 6° l'insuccès du cas précédent.

Observation IX (Capelle)

Vers le même temps, le hasard me fournit l'occasion d'observer un cas analogue chez un garçon de quinze ans atteint d'une fièvre typhoïde dont le début datait du 20 du mois d'octobre 1860 : fièvre intense, céphalalgie, saignement de nez, diarrhée, selles sanguinolentes, délire, etc. A la fin du troisième septenaire maigreur et faiblesse extrême, adynamie profonde. A ma visite du 15 du mois de novembre suivant, on m'apprend que le malade n'a cessé de crier et qu'il accuse comme siège de la douleur, la hanche et la cuisse droite ; ces souffrances se sont déclarées après qu'on l'eût porté d'un lit sur un autre ; prévenu par mes malheurs antérieurs j'ai hâte d'examiner : raccourcissement d'environ un pouce, flexion de la cuisse sur le bassin, membre dans l'adduction, tète fémorale dans la fosse iliaque externe. Sur le champ je me mets en besogne ; les tractions amènent facilement la tète du fémur jusque vis-à-vis de la cavité cotyloïde, et la réduction se fait sans difficulté ; un appareil ouaté amovo-inamovible est appliqué et laissé en place jusqu'à la guérison complète de notre malade.

Il y a lieu de penser qu'il s'agissait dans ces cas d'arthrites survenues dans le cours de la fièvre typhoïde, arthrites ayant passé inaperçues à cause de l'état de stupeur des malades, et que c'est à leur suite que se sont produites les luxations. Cette opinion se trouve confirmée par les faits exposés dans le mémoire de William Keen, où cet auteur rapporte quarante-trois cas d'arthrites survenues à la suite de la fièvre typhoïde, et dans lesquels la luxation spontanée a été trente fois la conséquence de ces arthrites.

On voit que cette forme diffère beaucoup de la première ; les arthrites ne surviennent que dans le déclin ou dans la convalescence de la fièvre typhoïde, leurs symptômes tant locaux que généraux sont beaucoup moins graves ; elles n'arrivent ordinairement pas à suppuration ; et tandis que la mort est presque constamment la conséquence de la forme aiguë, les arthrites chroniques se terminent généralement par la guérison après la luxation spontanée ou l'ankylose.

L'anatomie pathologique de ces arthrites a été fort peu étudiée ; les lésions qui ont été constatées sont celles de la forme aiguë ; elles ne sont pas très considérables. Le pus que contient l'articulation est un pus séreux, mal lié, généralement fétide ; les synoviales sont légèrement injectées, leurs franges un peu épaissies ; les cartilages et les extrémités osseuses ne présentent pas d'altération.

ÉTIOLOGIE

Nous ne savons que fort peu de chose sur l'étiologie des arthrites typhoïdes ; les auteurs qui les ont étudiées restant muets pour la plupart sur ce point spécial.

Parmi les causes capables de provoquer ces arthrites, nous pouvons d'abord éliminer le traumatisme. Peuvent-elles être le résultat d'un refroidissement dans le cours de la fièvre typhoïde ; on pourrait invoquer en faveur de cette étiologie la coexistence fréquente des complications pulmonaires ; mais tandis que ces complications sont très fréquentes dans le cours de la fièvre typhoïde, les arthrites sont au contraire très rares : on peut en conclure qu'elles ne reconnaissent probablement pas la même cause. Du reste les arthrites qui ont pour cause le refroidissement n'ont pas la même marche et ne tendent pas à la suppuration.

Un des malades dont nous avons reproduit l'observation était d'un tempérament scrofuleux et avait eu précédemment une tumeur blanche. La diathèse scrofuleuse ne serait-elle pas la cause des arthrites que nous étudions, dont la fièvre typhoïde ne ferait que provoquer le réveil ? Nous répondrons que d'abord ces arthrites ont été observées chez des individus absolument indemnes d'antécédents scrofuleux, et que d'ailleurs leurs symptômes sont très différents de ceux des tumeurs blanches ; leur développement est beaucoup plus subit, leurs symptômes et leur marche beaucoup plus aigus, et tandis que les tumeurs blanches produisent pendant la vie des modifications et des délâbrements considérables des articulations et des parties environnantes, nous avons vu qu'un des caractères des arthrites typhiques était de ne produire que des lésions peu importantes, au moins pour la forme aiguë.

Dans la forme chronique, Capelle, pour expliquer les luxations spontanées fréquentes dans cette forme, pense qu'elles sont la conséquence du relâchement et du ramollissement des tissus périculaires dans les fièvres typhoïdes graves ; le plus léger effort musculaire suffirait alors à les produire.

Le jeune âge des sujets parait avoir une certaine influence sur la production de ces arthrites ; d'après William Keen, l'âge de dix-huit ans serait le plus fréquemment atteint, les hommes plus souvent que les femmes.

PATHOGÉNIE

La pathogénie de ces arthrites a été diversement interprétée ; pour les uns elles sont de nature rhumatismale ; pour d'autres elles relèvent de l'infection purulente. Etudions ces différentes interprétations, et cherchons à établir la véritable nature de l'affection qui nous occupe.

Et d'abord faut-il rattacher les arthrites typhiques à la diathèse rhumatismale ? Nous ne le croyons pas et nous ne pouvons mieux faire pour étayer notre opinion que de laisser la parole sur ce point de pathogénie au professeur Bouchard.

« Il est, dit il (1), d'autres maladies auxquelles on a encore donné le nom de rhumatisme et qui ont reçu cette appellation parce qu'elles comptent l'arthrite au nombre de leurs manifestations. Mais de même que le refroidissement, que la fluxion, que la douleur, que la soudaineté et la mobilité des phénomènes fluxionnaires ou douloureux ne caractérisent pas essentiellement ce qui est rhumatismal, de même l'arthrite n'est pas caractéristique du rhumatisme. Cela ne fait pas de doute pour l'arthrite traumatique, c'est également admis pour les arthrites scrofuleuses, syphilitiques, goutteuses, pour celles de l'infection purulente ou de la morve, c'est vrai également pour d'autres arthropathies solitaires ou multiples, pour les pseudo-rhumatismes de

1. Bouchard. Maladies par ralentissement de la nutrition.

l'érysipèle, de la dysentérie, des angines, de certaines bronchites purulentes, de la scarlatine, de la variole etc. »

Aussi nettement que les autres rhumatismes secondaires, le rhumatisme de la fièvre typhoïde se distingue du rhumatisme vrai. Les arthrites typhiques surviennent chez des individus qui n'ont pas d'antécédents rhumatismaux ; elles n'ont pas ce caractère de mobilité qu'affectent d'ordinaire les arthrites rhumatismales ; celles-ci, même dans les formes les plus aigues ne tendant pas à la suppuration, tandis que les arthrites typhiques suppurent très vite ; enfin le salicylate de soude, si efficace dans le rhumatisme articulaire aigu, reste sans action sur le pseudo-rhumatisme typhique. De sorte que tout en admettant qu'il puisse arriver qu'une attaque de rhumatisme articulaire aigu se déveveloppe dans le cours de la fièvre typhoïde, il faut reconnaitre que cela est extrêmement rare, et que les manifestations articulaires que nous avons étudiées, qui ont un appareil symptomatique différent, doivent aussi reconnaître une pathogénie différente.

On objectera que des complications du côté des grandes séreuses coexistant avec les arthrites sont de nature à faire admettre la diathèse rhumatismale. Il est vrai que ces complications du côté des enveloppes du poumon ou du cœur peuvent survenir dans les autres rhumatismes secondaires ; on a vu des péricardites, des endocardites, des pleurésies venir compliquer les pseudo-rhumatismes infectieux, et bien que les auteurs ne constatent pas le fait pour le pseudo-rhumatisme typhique, on peut l'admettre par analogie. Aura-t-on prouvé par là la nature rhumatismale des arthrites typhiques ? Non ; car on sait que ces inflammations des séreuses surviennent dans les maladies infectieuses à côté et en dehors des complications articulaires. On les trouve dans la morve, dans l'infection purulente, dans l'érysipèle, dans les maladies puerpérales, et autres maladies infectieuses ; on ne songe pas alors, en dehors de toute localisation articulaire, à invoquer la diathèse rhumatismale, et on ne voit en ces complications que la conséquence de l'infection.

On a invoqué, pour expliquer les arthrites secondaires typhiques, l'infection purulente ; ces arthrites ne seraient autres que des arthrites pyohémiques. Il n'est pas douteux que l'infection purulente puisse compliquer la fièvre typhoïde, surtout dans les formes adynamiques avec eschares. Mais comment expliquer l'invasion de l'infection purulente au début de la fièvre typhoïde, alors que les lésions intestinales sont à peine constituées et chez des malades qui n'ont point d'eschares ? De plus le tableau symptomatique serait suffisamment modifié pour faire reconnaître l'infection purulente pendant la vie, et après la mort la constatation des abcès viscéraux lèverait tous les doutes.

La théorie pathogénique à laquelle nous nous rattachons pour expliquer la nature du pseudo-rhumatisme-typhique est celle qui a été émise d'abord pour la pathogénie du rhumatisme secondaire blennorrhagique. Les arthrites blennorrhagiques, longtemps considérées comme étant de nature rhumatismale, sont de nature infectieuse.

L'agent de l'infection découvert en 1872 par Hallier dans le pus et le sang des individus atteints de rhumatisme blennorrhagique est constitué par des micrococcus de forme spéciale.

Le développement des arthrites blennorrhagique est très probablement dû à la migration de cet agent infectieux dans l'appareil circulatoire, et à sa fixation dans une ou plusieurs articulations. Il est permis de croire que les autres rhumatismes secondaires des maladies infectieuses reconnaissent le même mode d'origine. M. Bouchard raconte l'histoire d'un homme de son service qui atteint, sans cause apparente, d'une arthrite spontanée du genoux et de l'articulation tibio tarsienne avec une fièvre intense et un état typhoïde très grave, succomba en peu de jours ; à l'autopsie on trouva dans les articulations malades, et nageant dans un liquide louche et floconneux, un nombre considérable de corpuscules organisés. « Il était atteint, ajoute M. Bouchard, d'un de ces pseudo-rhumatismes encore mal connus et non classés, dont j'ai rencontré depuis de nouveaux échantillons, que j'ai toujours reconnus infectieux ou parasitaires, et qui n'ont de commun avec le vrai rhumatisme que les apparences grossières ; ces pseudo-rhumatismes tuent rapidement les malades avec des accidents typhoïdes suraigus, ou bien, si l'état général est moins inteuse, ils laissent persister pendant des mois l'inflammation articulaire et aboutissent à l'ankylose fibreuse. »

L'examen du sang et du pus contenu dans les articulations n'a été fait chez aucun des malades dont nous possédons l'observation ; de nouvelles recherches sont nécessaires sur ce point. Néanmoins nous conclurons par analogie avec ce qui a été observé dans les autres maladies infectieuses que l'infection est le point de départ des arthrites dans la fièvre typhoïde, comme dans la blennorrhagie, comme dans la scarlatine, la variole, etc. et nous dirons, comme l'a le premier avancé M. A. Robin, qu'il convient d'ajouter le rhumatisme typhique à la série des rhumatismes secondaires dont la nature infectieuse a été nettement établie. « Bien que je n'aie pas observé le pseudo-rhumatisme dysentérique, dit M. Bouchard, c'est cette dernière hypothèse qui me paraît être vraie (celle de l'infection), et l'apparition tardive des fluxions articulaires pendant la convalescence n'est pas une objection valable à cette manière de voir. Le rhumatisme scarlatineux apparaît aussi au déclin de la maladie, et l'histoire des maladies infectieuses nous montre à chaque pas cette apparition tardive d'entéropathies qui procèdent certainement de l'infection. »

Nous croyons que ces conclusions peuvent être aussi étendues au pseudo-rhumatisme typhique.

DIAGNOSIC

Nous ne nous arrêterons pas longtemps à établir le diagnostic du pseudo-rhumatisme typhique avec la forme arthritique de la fièvre typhoïde de Bazin et Littré ; ce diagnostic ressort suffisamment, en effet, de l'exposé que nous avons donné de cette forme.

Nous avons vu qu'il ne s'agissait 'point là d'arthrites dans le vrai sens du mot, puisque on ne constatait aux articulations ni traces d'inflammation pendant la vie, ni lésions après la mort, mais bientôt, comme l'ont dit les auteurs du Compendium, d'arthralgies et de myodinies survenant dans le cours de la fièvre typhoïde comme dans beaucoup d'autres maladies aiguës. On ne peut donc les confondre avec les véritables arthrites typhiques qui ont des symptômes très accentués et des lésions appréciables. Il n'y a pas lieu non plus d'admettre pour ces cas une forme arthritique, ces douleurs ne survenant qu'à titre d'épisode dans le cours d'une fièvre typhoïde adynamique.

En étudiant les symptômes et la pathogénie des arthrites typhoïdes, nous nous sommes efforcé de démontrer qu'elles n'ont rien de commun avec le rhumatisme articulaire aigu : d'une part, extrême mobilité des localisations articulaires, jamais de suppuration, extrême fréquence des complications cardiaques, efficacité du salicylate de soude ; d'autre part, fixité des arthrites typhiques, suppuration, rareté des complications sur les grandes séreuses, inefficacité complète du traitement salicylé. On voit que le tableau diffère suffisamment pour que l'on puisse établir le diagnostic entre le pseudo-rhumatisme typhique et une attaque de rhumatisme articulaire aigu survenant dans le cours d'une fièvre typhoïde.

L'endocardite ulcéreuse peut provoquer des arthralgies et aussi des arthrites suppurées qui pourraient bien être confondues avec celles de la fièvre typhoïde. Dans certains cas le diagnostic sera même d'une extrême difficulté, car on sait que l'endocardite infectieuse revêt parfois tout-à-fait les allures de la fièvre typhoïde. Néanmoins on pourra assez souvent arriver à poser le diagnostic de l'endocardite, en constatant des bruits de souffle cardiaque. Nous avons vu que des complications cardiaques peuvent survenir dans le cours du pseudo-rhumatisme typhique, mais outre qu'elles ne sont pas fréquentes, elles ne se montrent alors que dans le courant de la maladie, tandis qu'en général on peut dès le début de l'endocardite constater les lésions cardiaques à l'auscultation.

Le diagnostic avec les arthrites de l'infection purulente peut aussi présenter des difficultés. Il est certain en effet que l'infection purulente se développe quelquefois à la suite de la fièvre typhoïde, comme le prouvent les observations de Castelnau, de Ducrest, de Griesinger, etc., et on peut se demander si toutes les arthrites qui surviennent dans la fièvre typhoïde ne sont pas des arthrites pyohémiques. Mais en examinant les observations d'infections purulentes, à la suite de la fièvre typhoïde, nous voyons qu'elles diffèrent sensiblement des exemples que nous donnons d'arthrites-typhiques. M. Gandy a réuni dans sa thèse dix-sept cas, dans lesquels les abcès étaient ainsi répartis :

9 fois dans les poumons.
1 — cœur
3 — foie
5 — rate
1 — gaines musculaires
1 — tissu conjonctif
1 — articulation du coude

Chez nos malades au contraire, excepté pour le cas de Barth, il n'y a aucun abcès viscéral ; les localisations purulentes siègent presque exclusivement dans les articulations et les gaînes tendineuses. On voit qu'il y a une grande différence dans le siège des lésions.

Quant à l'appareil symptomatique il diffère aussi essentiellement : le mode de début n'est pas le même ; la pyohémie ne s'observe jamais au début de la maladie, très rarement avant le troisième septénaire, ordinairement dans le courant du quatrième ; or nous voyons dans nos exemples, les accidents survenus en pleine période d'état pour la forme aiguë, dans la convalescence pour la forme chronique ; de plus nous n'avons ni les grands frissons, ni les grandes oscillations de la courbe thermique qui sont les symptômes caractéristiques de la pyohémie.

Après avoir ainsi distingué les arthrites typhiques des autres manifestations articulaires qui peuvent survenir dans le cours de la fièvre typhoïde, et admis qu'elles résultent de l'infection typhoïde et non d'une autre cause surajoutée à la maladie, nous pouvons nous demander s'il n'y a pas lieu de constituer pour ces cas une forme spéciale de la fièvre typhoïde, une véritable forme arthritique. Malgré l'importance des localisations articulaires que nous avons étudiées et l'influence considérable qu'elles peuvent avoir sur la marche de la fièvre typhoïde, nous ne le pensons pas. Il n'y a pas là ce qu'on doit entendre proprement par une forme morbide, c'est-à-dire une forme dans laquelle la maladie revêt dès le début un caractère spécial qu'elle conserve pendant son cours. Les arthrites ne surviennent qu'après que la maladie est déclarée, alors qu'elle est en pleine évolution, ou même à son déclin; elles constituent une complication, mais non une forme spéciale de la fièvre typhoïde.

TERMINAISON. PRONOSTIC.

Le pronostic de la forme arthritique de Bazin est très grave, la terminaison presque toujours fatale, les arthralgies et les douleurs généralisées venant compliquer la forme adynamique déjà très grave. Le danger est plus grand encore si, comme nous l'avons vu, les douleurs, en masquant les autres symptômes de la maladie, font commettre une erreur de diagnostic, et instituer un traitement autre que celui qui convient à la fièvre typhoïde adynamique. La marche de la maladie est ordinairement très rapide ; les malades sont pris d'une diarrhée incessante, de délire ; puis ils tombent dans un état de stupeur profonde, s'amaigrissent rapidement, sont ordinairement pris de broncho-pneumonie ou de congestion pulmonaire intense et succombent d'ordinaire dans le second septenaire.

Les arthrites typhiques quand elles se développent dans le cours même de la fièvre typhoïde ont généralement une marche très aiguë ; en peu de jours elles arrivent à la suppuration et ces suppurations multiples survenant chez un malade déjà très affaibli par la fièvre, ne tardent pas à l'épuiser. Dans cette forme, l'issue est presque toujours funeste : la diarrhée devient profuse et fétide, les articulations malades laissent couler en abondance un pus de mauvaise nature, les malades tombent dans l'adynamie et la stupeur, et meurent ordinairement emportés par les complications pulmonaires.

Beaucoup moins désespéré doit être le pronostic des arthrites typhiques dans la forme chronique ; le plus souvent elles n'entraînent pas la mort, mais elles comportent néanmoins un pronostic très sérieux en raison des infirmités graves que, dans bien des cas, elles laissent après elles. Dans les quarante-huit cas rapportés par William Keen, il n'y a pas eu de mort ; les arthrites se sont terminées trois fois par ankylose et trente fois par luxation spontanée ; la hanche a été atteinte vingt-sept fois, l'épaule deux fois, le genou une fois. Dans les trois observations de Capelle, il y a eu un cas de mort huit mois après le début, et deux cas de guérison après luxation de la hanche. On voit qu'en résumé les arthrites typhiques chroniques ont une marche très lente, qu'elles affectent surtout l'articulation de la hanche, et que la luxation spontanée en est la conséquence la plus habituelle.

TRAITEMENT

Nous ne nous arrêterons pas à formuler le traitement de la forme arthritique de la fièvre typhoïde, et nous nous contenterons de renvoyer au traitement des formes adynamiques de cette maladie. Rappelons seulement qu'on devra s'abstenir d'une façon absolue de toute émission sanguine locale ou générale, qu'on pourra essayer de calmer les douleurs souvent extrêmement vives par des applications et des frictions calmantes, et qu'on cherchera par tous les moyens à relever les forces du malade.

Pour le traitement des arthrites typhiques aiguës, on ne perdra pas de temps à essayer des effets du salicylate de soude. L'inutilité de ce médicament a été souvent démontrée dans le traitement de rhumatisme blennorrhagique; il échoue d'une façon générale dans les rhumatismes secondaires, et dans le rhumatisme secondaire typhique en particulier. On commencera par immobiliser avec soin les articulations malades en plaçant le membre dans une gouttière et en l'y fixant solidement; souvent cela aura pour effet immédiat de diminuer beaucoup les douleurs. On pourra tenter, mais le plus souvent sans succès de prévenir la suppuration par l'application de résolutifs et de révulsifs.

Dès que la suppuration sera devenue manifeste, et cela arrive quand le pus a perforé la capsule articulaire et s'est infiltré dans le tissn cellulaire sous-cutané, il faut donner aussitôt issue au pus. Sans doute l'ouverture ne tarderait pas à se faire spontanément, mais au prix de plus grandes douleurs et de très graves désordres. Il faut d'autant moins attendre que l'état général est plus grave. L'incision sera faite assez large pour donner au pus une issue facile ; on placera dans l'ouverture un tube à drainage de façon à éviter que le pus ne séjourne dans la jointure, et on pratiquera des injections détersives. L'immobilité absolue du membre sera conservée pendant longtemps, le meilleur résultat que l'on puisse espérer étant d'obtenir l'ankylose de l'articulation.

Dans le cas de synovites suppurées, après avoir de même immobilisé la partie malade, on essaiera d'abord des révulsifs et d'une compression légère ; puis la suppuration établie, on incisera l'abcès et on fera des injections antiseptiques.

Dans la forme chronique des arthrites typhiques on immobilisera les membres dans une attitude favorable pour les cas où survient l'ankylose, l'extension complète pour la jambe, la demi-flexion pour le bras. On évitera avec soin les moindres déplacements du malade, dans la crainte des luxations si fréquentes dans cette forme. Si on est appelé pour constater la luxation, on se hâtera de pratiquer les tentatives de réduction, qui plus longtemps différées, échoueraient presque certainement, et le membre sera maintenu pendant très longtemps dans l'immobilité forcée.

CONCLUSIONS

1° Il survient à titre de complication rare, dans le cours ou à la suite de la fièvre typhoïde des arthrites suppurées d'une ou plusieurs articulations et des synovites des gaînes tendineuses et des bourses séreuses.

2° Il convient de distinguer ces arthrites vraies des myodinies et arthralgies qui constituent pour certains auteurs une forme arthritique de la fièvre typhoïde. De nature infectieuse, ces arthrites rentrent dans la catégorie des rhumatismes secondaires ou pseudo rhumatismes infectieux.

3o Le pseudo-rhumatisme typhique à forme aiguë est d'un pronostic extrêmement grave, presque constamment fatal; la forme chronique n'est presque jamais mortelle, mais a ordinairement pour conséquence des infirmités très sérieuses.

4° Le traitement local consiste à immobiliser avec soin les membres malades, et, dès que la suppuration est constatée, à donner issue au pus. On doit insister surtout sur le traitement général par une médication tonique et reconstituante.

Le salicylate de soude échoue complètement dans ces cas.

Imp. A. Derenne, Mayenne. — Paris, boulevard Saint-Michel, 52.

www.ingramcontent.com/pod-product-compliance
Lightning Source LLC
LaVergne TN
LVHW050436160826
845677LV00002BA/727

* 9 7 8 2 3 2 9 6 7 6 2 1 0 *